AREQUIPA

ET SA

Physionomie médicale et climatérique

PAR

Le Dr Edmundo ESCOMEL

DE LA FACULTÉ DE LIMA

MEMBRE CORRESPONDANT DE LA SOCIÉTÉ ANATOMIQUE DE PARIS

PARIS

A. MALOINE, ÉDITEUR

25-27, RUE DE L'ÉCOLE-DE-MÉDECINE, 25-27

1908

AREQUIPA

AREQUIPA

ET SA

Physionomie médicale climatérique

PAR

Le Dr Edmundo ESCOMEL

DE LA FACULTÉ DE LIMA

MEMBRE CORRESPONDANT DE LA SOCIÉTÉ ANATOMIQUE

DE PARIS

PARIS

A. MALOINE, EDITEUR

25-27, RUE DE L'ÉCOLE-DE-MÉDECINE, 25-27

1908

AREQUIPA

I

APERÇU GÉNÉRAL

Arequipa, sa situation géographique. Son climat et ses caractères particuliers; climat d'altitude, sec, tempéré, à variations brusques de température, « climat catarrhal ». Les *nevadas* et l'état électrique de l'atmosphère. Climat névropathogène. Mode de construction des maisons, variations brusques de température, courants d'air, pneumonies.

Arequipa, deuxième ville du Pérou et capitale du département le plus important du Sud de la République, présente certains caractères climatériques qui lui créent une physionomie bien particulière au point de vue médical, et dont le praticien doit absolument tenir compte.

Ce climat, par le fait même de son action

réitérée sur les habitants de la ville, les fait réagir différemment aux causes morbides et à force d'imprimer ce cachet réactionnel aux individus, ceux-ci acquièrent et transmettent par hérédité quelques-uns de ces caractères.

La ville, située dans la vallée de la rivière Chili, se trouve presque au milieu d'un cercle de montagnes, cercle dont le diamètre serait de 30 milles (1) ; la campagne est fort belle et quelque peu irrégulière avec de petites vallées et des monticules (cerros) qui permettent d'avoir des climats différents au voisinage même de la ville et qui conviennent à tel ou tel genre de maladie.

Le centre de la ville est situé à 7.720 pieds au-dessus du niveau de la mer ; son climat est donc un climat d'altitude.

Du côté de l'ouest, il y a des montagnes qui n'ont jamais de neige. C'est par là que la ville, reçoit l'air de la mer réchauffé et desséché par la traversée du désert d'Islay (pampa de Islay), mais tempéré ensuite dans les montagnes (cerros) de Uchumayo, Tiabaya, etc...

C'est que l'on n'a jamais en sorte à souf-

1. Jorge Polar. *Arequipa*.

frir à Arequipa des vents très chauds venant d'Islay. On reçoit donc de ce côté-là un air sec et tempéré. A l'est, les montagnes Pichu-Pichu presque toujours couvertes de neige, derrière lesquelles se trouve la « Laguna de Salinas », grand plateau d'évaporation qui laisse déposer à la surface du sol une couche de NaCl, par-dessous une couche de borate de soude et d'autres sels sur une profondeur variable.

La température de ce lac est très froide et le vent y souffle violent.

A quelque distance du Pichu-Pichu se trouve le beau volcan Misti, fréquemment couvert de neige.

L'air qui souffle de ces régions vers la ville est froid et un peu moins sec que le vent d'ouest.

Des côtés nord et sud les sources géographiques de chaleur ou de froid sont assez éloignées pour ne pas imprimer à l'air des changements aussi brusques qu'à l'est et à l'ouest.

A la limite de la campagne, autour de la ville, commence une zone déserte, où se montre seulement de temps à autre un oasis ou une source capable de donner quelque humidité à l'atmosphère.

Dans l'année les jours de soleil sont les

plus nombreux avec une atmosphère très limpide. Le brouillard et les tempêtes y sont excessivement rares.

La pluie tombe en décembre, janvier, février et mars, mais quelques jours seulement, d'une façon assez irrégulière ; une année même l'on n'a enregistré que deux journées de pluie. Dans d'autres années, au contraire, il pleut assez abondamment.

Il est très rare que le thermomètre marque 0° en ville l'hiver, aussi rare qu'il monte à 30° en été. En général, la moyenne annuelle est de 15 à 16°.

J'emprunte un tableau climatérique du livre *Arequipa* du Dr Polar qui comprend du 30 juin 1889 au 30 juin 1890 :

Température annuelle moyenne. . .	15°,2
— maxima . . .	21°
— minima . . .	6°,2
Radiation solaire	64-0
Pression atmosphérique	23-85 p.
État hygrométrique	47 0/0
Heures de soleil par jour.	9,45
Pluviomètre.	4,12
Tandis que l'année antérieure il ne marquait que.	1,98

Le manque de pluie a, dans les cinq dernières années, abaissé encore le degré d'humidité de l'atmosphère.

Il est bien certain que nous n'avons jamais à Arequipa les températures extrêmes des saisons de France par exemple ; mais nous avons par contre dans la même journée des variations de température, allant jusqu'à 22°, comme j'ai pu l'observer une fois. Le thermomètre marquait 4° à 6 heures du matin, et 26° à 2 heures de l'après-midi. Voilà des causes de maladie.

Lorsqu'on va à Arequipa par le train qui monte de son port de mer Mollendo, à quelques kilomètres de la ville, on a une sensation pénible de sécheresse dans les fosses nasales qui devient de plus en plus intense, à mesure qu'on approche de la gare terminale.

Bien des fois dans l'année, l'atmosphère d'Arequipa présente un état particulier, duquel on n'a pas encore suffisamment tenu compte, qui a été étudié par les Drs Lorena et Corrales Diaz et par M. Marchant, ex-directeur de l'observatoire salésien, et qu'on appelle la *nevada*, appellation bizarre, quoique populaire et qui n'obéit point à sa signification, car « nevar » veut dire « neiger » et « nevada » « l'acte de neiger ».

Or, la neige ne tombe jamais dans les « nevadas » d'Arequipa. Au seul point de vue pathologique la « nevada » se caractérise par un état atmosphérique qui agit sur un grand nombre d'habitants de la ville en leur produisant une secousse qui se traduit, tantôt par une excitation, tantôt par une dépression du système nerveux.

Cet état se calme ou disparaît avec la pluie ou avec l'orage, quoique celui-ci tombe plutôt à quelques kilomètres de la ville, en particulier dans les montagnes du Nord et du Nord-Est.

Il est à remarquer, ces jours-là, que les individus sont chargés d'électricité, à tel point qu'il est très facile de faire jaillir des étincelles en se frottant les cheveux avec un peigne, et si l'on prend un petit chat par les quatre pattes et que l'on frotte vigoureusement son dos contre une couverture de peau de vigogne, on voit crépiter une étincelle, comme s'il s'agissait d'une bouteille de Leyde.

Tout cela serait d'accord avec les théories déjà émises sur la nature des « nevadas » ; mais, je le répète, le dernier mot n'est pas encore prononcé, et ne le sera qu'après de nouvelles études avec des appareils d'observation plus perfectionnés que ceux dont nous disposons à l'heure actuelle.

En résumé, *les caractéristiques du cli-*

mat d'Arequipa sont : une grande sécheresse, des variations brusques de température, et des « nevadas » dans un pays d'altitude.

Les maisons de la ville n'ont, en général, qu'un étage, quelquefois deux et très rarement trois, à cause des fréquents tremblements de terre qui menacent de les faire écrouler. Les cours de ces maisons sont très vastes et, étant donné le grand nombre de jours ensoleillés, la transparence de l'atmosphère, l'éclairage naturel est très vif, à tel point que, lorsqu'on arrive après un séjour en Europe, on souffre de photophobie, tout au moins pendant les premiers jours. Les habitants d'Arequipa ne sont pas aussi soucieux que les Parisiens de fermer leurs portes et même s'ils avaient le soin de les fermer, les fentes que le climat sec produit dans les boiseries permettent la production de courants d'air, aussi dangereux et redoutables que ceux de Madrid, dont il est question dans ce proverbe madrilène :

« El aire de Madrid es tan sutil,
« Que mata à un hombre y no apaga un candil (1).

1. « L'air de Madrid est si subtil.
« Qu'il abat un homme et n'éteint pas une lampe.

La petite demeure, sombre à l'air vicié, sans lumière et sans soleil, est relativement rare à Arequipa : par contre, l'application rigoureuse et aveugle de l'hygiène européenne, sans respect des conditions locales, a fait parfois plus de mal que de bien, d'où le discrédit injuste où sont tombées parfois les règles d'hygiène, discrédit dont seules sont responsables les personnes qui les appliquent sans tenir compte des particularités spéciales à la grande ville péruvienne.

II

LE CLIMAT ET LES MALADIES DES VOIES RESPIRATOIRES

Sécheresse et maladies de la grotte respiratoire. Sécheresse et maladies sous-glottiques de l'appareil respiratoire. Mode d'action. Pneumonies foudroyantes. Les malades atteints de pneumonie meurent par asphyxie au moment le plus sec de la journée. Nécessité absolue de faire une atmosphère chargée de vapeur d'eau pour traiter les malades des voies respiratoires. Traitement anticatarrhal préventif : pommade glycérinée dans le nez, port de laine sur la peau et hydrothérapie rationnelle. Traitement curatif : ajouter au traitement courant de ces affections, l'atmosphère humide et légèrement eucalyptolée.

Étiologie et Pathogénie.

Nous avons dit que le climat d'Arequipa était très sec, et que, quelques kilomètres avant d'arriver dans la ville, on percevait déjà cette impression particulière de sécheresse, se traduisant surtout par une sensation de gêne dans les fosses nasales, de la difficulté de se moucher et d'expulser les croûtes qui se forment rapidement par suite de la brusque évaporation de l'élément aqueux du mucus nasal.

Frappé par ce caractère particulier du climat, je me suis adonné à examiner systématiquement la grotte respiratoire de tous les malades indistinctement, qui se présentaient à ma polyclinique. J'ai constaté que 88 0/0 des individus présentaient des lésions oto-rhino-laryngologiques, ce dont quelques-uns ne se doutaient même pas.

Voici ma statistique :

Catarrhe naso-pharyngien chronique avec diverses manifestations otiques.	47 0/0
Hypertrophie des amygdales et végétations adénoïdes.	10 0/0
Rhinite hypertrophique.	9 0/0
Rhinite atrophique	2 0/0
Polypes nasaux.	3 0/0
Laryngites chroniques	2 0/0
Tuberculose laryngée.	1 0/0
Otites aiguës	8 0/0

Otites chroniques. 3 0/0
Autres manifestations (tuberculose, abcès, cancer, syphilis, uta du Pérou, etc.) 3 0/0

sans tenir compte des manifestations respiratoires sous-laryngées qui augmenteraient de beaucoup le pourcentage, ni des épidémies de catarrhes aigus qui surviennent de temps en temps sous l'influence d'un trop brusque changement de température ou d'une diminution du degré hygrométrique.

De ces observations, il s'ensuit que la plupart de la population d'Arequipa est atteinte d'une maladie quelconque de l'appareil respiratoire, surtout de sa grotte et que cette maladie passe souvent inaperçue, car on ne se soucie guère d'un « *hum* » matinal, d'un crachat reniflé dans l'arrière-gorge, d'une petite douleur pharyngée au moment de la déglutition ou de la gouttelette de sang qui apparaît quand on se mouche.

Comment ce climat sec agit-il pour produire une si forte proportion de maladies de la grotte respiratoire ? J'essaierai de l'expliquer par les considérations suivantes :

Dans la respiration normale, la muqueuse nasale remplit trois fonctions : 1° celle de réchauffer l'air inspiré ; 2° de lui donner un certain degré d'humidité ; 3° d'anéantir les causes d'infection extérieures. Eh bien, lorsque le climat est très sec comme celui d'Arequipa la muqueuse nasale se dessèche elle aussi, le mucus se transforme rapidement en croûtes, les poussières y séjournent avec les microbes sans qu'il puisse y avoir de destruction phagocytaire, les leucocytes se trouvant gênés ou empêchés d'agir dans une muqueuse où la diapédèse est très diminuée par l'action desséchante du climat.

Le nez contient donc un grand nombre de microbes non neutralisés, prêts à agir en masse à un moment donné, à l'occasion d'un grattage, d'un mouchage un peu fort, d'un éternuement.

Si l'on ajoute les variations brusques de la température qui sont une cause de refroidissement, on comprendra combien est logique la fréquence des maladies de l'appareil respiratoire.

Cela a été démontré, et par les observations climatériques et par les résultats thérapeutiques.

M. Victor-Marie Marchant, directeur

de l'observatoire salésien, a fait un très intéressant travail à ce sujet et a montré par des tableaux scrupuleux, non seulement que le plus grand nombre de maladies des voies respiratoires se présentait dans les mois les plus secs de l'année, mais encore, et chose bien curieuse, que la mort chez les pneumoniques et broncho-pneumoniques qui ne mouraient pas par syncope, mais par asphyxie, avait lieu à l'heure la plus sèche de la journée, en général à 1 heure de l'après-midi, quoiqu'il soit assez difficile de fixer une moyenne mathématique, à cause des variations brusques et irrégulières de cette atmosphère.

Il a aussi remarqué que les épidémies de grippe ont été plus malignes, certaines années, pendant lesquelles l'humidité relative était inférieure à la normale.

La pneumonie a présenté des caractères semblables à ceux des autres maladies respiratoires, affectant parfois une allure suraiguë et pouvant tuer le malade en quarante-huit heures. C'est une maladie très redoutée et dont la formidable gravité, dans certains cas, peut se comprendre en considérant ce que je disais tout à l'heure, à savoir que dans les climats très secs, les microbes forment une longue queue aux portes respiratoires sans être très inquiétés par les leucocytes qui veillent de l'autre côté de ces portes à demi fermées par les croûtes muqueuses ou le mucus épaissi et gluant; aussitôt les portes ouvertes par un traumatisme, par un refroidissement ou par un éternuement (moyen de défense traître), cette foule microbienne se précipite nombreuse et virulente, et cause ces affections à type foudroyant.

Enfin il est logique aussi de penser que les cils défenseurs de la muqueuse trachéo-bronchique, soient plus gênés dans leurs mouvements lorsque la surface où ils doivent se mouvoir est glutineuse ou desséchée.

Imbu de ces idées, j'ai toujours dirigé le traitement des malades respiratoires, en ayant soin de les mettre dans une atmosphère humidifiée par l'ébullition lente d'un vase d'eau dans la chambre du malade, et je n'ai qu'à me louer de cette pratique qui permet à l'organisme de se mieux défendre.

Dans 59 cas de maladies broncho-pulmonaires (grippe, broncho-pneumonie, pneumonie en adultes et enfants) j'ai eu 4 cas de mort.

Un homme tuberculeux chronique: broncho-pneumonie double avec abondance de crachats et délire dès les vingt-quatre heures;

Une femme de 82 ans, pneumonie des vieillards;

Un homme sidéré par la paralysie générale, atteint de pneumonie;

Une femme jeune enceinte, broncho-pneumonie, crachats abondants, renfermant des pneumocoques, des bacilles de Pfeiffer et des streptocoques.

Est-ce la chance, est-ce la série heureuse? Ce qu'il y a de certain, c'est que j'ai vu guérir des malades très gravement atteints et que moi-même je croyais perdus.

Dès que la veilleuse leur fournit une atmosphère humide, ils éprouvent un soulagement manifeste; or, quand ce ne serait que pour procurer aux malades un bien-être relatif on devrait leur fournir cette humidité de la vapeur d'eau, qui facilite en outre la diapédèse des leucocytes et les mouvements des cils épithéliaux.

Traitement préventif.

Puisque la sécheresse atmosphérique et les variations de température menacent constamment les voies respiratoires des Arequipéens, comment les en préserver? comment les faire respirer une atmosphère humide anticatarrhale?

Il fallait trouver un procédé:

1° Facile à exécuter;

2° N'entravant en rien les habitudes professionnelles de l'individu ;

3° Dont l'action fût constante;

Eh bien! il suffisait de créer cette atmosphère dans l'intérieur même du nez et la glycérine neutre qui est hygrométrique remplit ce rôle à la perfection.

De même que l'on s'habille et que l'on fait sa toilette journellement, matin et soir, j'ordonnai de s'introduire dans le nez, un peu de vaseline ou mieux de lanoline glycérinée, tous les matins, au lever, et tous les soirs au coucher après le nettoyage du nez au mouchoir. Le petit pot de liniment glycériné devait constituer un complément indispensable du cabinet de toilette.

Cette règle doit être rigoureusement suivie, matin et soir, tous les jours de l'année, toutes les années de la vie, jusqu'à devenir un besoin, tout comme le besoin de se débarbouiller.

Quelques malades réconfortent leur muqueuse respiratoire, pendant la nuit, en faisant bouillir, plus ou moins longtemps de l'eau sur une veilleuse, dans leur chambre à coucher. De plus, il m'a fallu donner des conseils, pour disposer ces chambres à coucher de façon à éviter certains courants d'air qui, venant par une porte ou par une fenêtre, étaient parfois une cause de catarrhe rebelle.

Contre les changements brusques de température, j'ai prescrit l'usage perpétuel de costumes de laine sur la peau, plus ou moins épais d'après la constitution thermosensible de l'individu. Dans ce pays, où il gèle très rarement et où l'on n'a pas, en été, d'aussi grandes chaleurs qu'en France, la laine est très bien supportée, et parce qu'elle laisse évaporer lentement la sueur, et parce qu'elle atténue la sensation des changements brusques de température extérieure, à plus forte raison à Arequipa où, en l'espace de quelques heures, on peut avoir plus de quinze degrés de différence thermique.

Mes espérances ont été dépassées par les résultats obtenus, et j'ai pu suivre des malades qui étaient voués à contracter une pneumonie, une bronchite ou une grippe annuelle, passer deux années de suite sans la voir reparaître, grâce à ces précautions soigneusement prises, et auxquelles, d'ailleurs, on s'habitue très facilement.

Les autres moyens prophylactiques sont les mêmes que pour les autres climats, sauf cependant l'hydrothérapie qui comporte certaines précautions, qu'il faudra tenir présentes à l'esprit, et que j'exposerai dans un chapitre à part.

Traitement curatif.

En règle générale, dans tous les cas de maladies respiratoires à Arequipa, mes premières prescriptions sont des prescriptions d'hygiène : respirer une atmosphère assez oxygénée, assez humide et dans laquelle les courants d'air soient supprimés ou tout au moins atténués. Bien entendu, le reste du traitement médical est celui de tous les pays sans indication spéciale.

L'atmosphère de la ville est assez riche en oxygène ; la faible hauteur des maisons, les grandes cours, l'absence d'usines, les vents qui soufflent assez fréquemment et les fuites des portes et des fenêtres, produites par la sécheresse du climat, sont des conditions plutôt favorables que nuisibles à la pureté de l'air respirable. On a plus souvent à réfréner un importun courant d'air qu'à faire un appel d'oxygène.

L'ébullition ou l'évaporation d'eau dans la chambre sera réglée d'après l'état hygrométrique de l'air, d'après la gravité de la maladie et d'après les sensations exprimées par le malade.

Si la maladie n'est pas grave, faire tout simplement bouillir *toutes les trois heures pendant dix minutes*, de l'eau dans la chambre à l'aide d'une lampe à alcool.

Plus la maladie est grave, plus longtemps il faut faire bouillir l'eau, et même on peut arriver à maintenir constamment allumée une veilleuse à l'huile qui fournit lentement la vapeur d'eau. Si pour une raison quelconque, on ne doit pas avoir un foyer de combustion dans la chambre même du malade, il n'y a qu'à transporter ce foyer dans une chambre voisine et à faire pénétrer le jet de vapeur par la serrure.

Le soulagement éprouvé par le malade est assez rapidement marqué, même dans les affections congestives et œdémateuses, surtout dans les congestions actives de l'appareil respiratoire. Il est fort rare que le malade accuse une sensation pénible qui vous oblige d'éteindre momentanément la source d'évaporation aqueuse.

Je me suis trouvé mieux encore de ces prescriptions, depuis que je fais mettre dans la bouillotte quelques feuilles d'eucalyptus ; il semble que cette atmosphère, faiblement eucalyptolée, agisse plus efficacement pour la défense organique et la décongestion des muqueuses.

Ce traitement doit être prescrit avec la même rigueur que la méthode de Brand pour la fièvre typhoïde, c'est-à-dire *dès le début de l'affection.* Il ne faut pas attendre les derniers moments de l'apparition de complications graves pour l'instituer ; on risque alors d'en fausser la valeur et de lui attribuer sans justice une efficacité équivoque ; ce traitement, j'insiste là-dessus, comme tous les traitements, a plus de chances de réussir, lorsqu'il est rigoureusement appliqué *dès que le diagnostic est posé.*

Pas de complaisances ni de temporisations ! Il faut agir avec fermeté. Vous ne faites pas avorter le mal, mais, en évitant les complications, vous le faites évoluer vers une convalescence courte, un rapide retour à la santé !

C'est comme pour le typhus exanthématique des hauts plateaux de l'Amérique. Très grave et très meurtrier sur les hauteurs, il devient bénin lorsque les malades sont transportés sur le bord de la mer; la gravité, le coefficient de mortalité des maladies respiratoires dans un climat très sec, s'amoindrissent considérablement lorsqu'on les fait évoluer dans une atmosphère humide.

III

LE CLIMAT ET LES MALADIES NERVEUSES

La « nevada » et son mode d'action. Description et caractères de la « nevada ». Autres causes de névropathie : tremblements de terre, pétards, cloches, etc... Symptômes. La « nevada » chez les enfants. « Nevada », névropathie et hérédité. Produits sociaux de la « nevada ». Sentiments et passions. Les fonctions cérébrales sous l'influence de la « nevada » et en dehors de cette influence. Caractères principaux du peuple et climat névropathogène. Quelques exemples. Art et climat. Criminalité et climat. Traitement : préventif et curatif. Conduite d'un médecin exerçant dans un pays à climat névropathogène.

Un autre fléau climatérique qui éprouve les habitants d'Arequipa, nous l'avons dit, c'est le fléau névropathique dû à l'action successive et réitérée des « nevadas ».

Nous avons dit que la *nevada* était caractérisée par *une secousse psychique de l'individu, coïncidant avec un état particulier de l'atmosphère presque toujours surchargée d'électricité.*

C'est une affection voisine du « spleen anglais », mais revêtant des manifestations multiples.

Les étrangers qui arrivent dans la ville ne ressentent pas aussitôt la « nevada », ce n'est qu'au bout d'un certain temps de séjour, en rapport avec la constitution névropathique de l'individu, qu'elle se manifeste. En général, un individu bien portant, un normal de Enrico Ferry, ne la ressent qu'au bout de deux ans de séjour dans la ville.

A côté de la cause climatérique, il y en a d'autres que l'on pourrait appeler adjuvantes et qui sont subordonnées, tantôt à certaines conditions physiques, tantôt à des habitudes du bas peuple qui disparaissent petit à petit, au fur et à mesure que la civilisation progresse. Je veux parler des tremblements de terre, des salves de pétards et des sonneries de cloches.

Les tremblements de terre sont très

fréquents à Arequipa, à tel point que les habitants nés après l'année 1868 en ont l'habitude, et quelques-uns d'entre eux en ont perdu la peur; mais ceux qui ont vu le tremblement de 1868 qui détruisit presque entièrement la ville, gardent un souvenir d'épouvante inoubliable, qui les fait croire à un cataclysme à chaque secousse nouvelle.

Lorsque le tremblement de terre a lieu dans la journée, les effrayés ne sont pas aussi nombreux que lorsqu'il survient dans la nuit où l'effet nerveux est décuplé. Le passage subit du sommeil au réveil, par suite d'une forte secousse physique qui terrorise le cerveau à moitié endormi est parfois tel, que les personnes courent affolées demi-nues dans les rues et sur les places, et fuient droit devant elles, à l'aventure, en poussant des cris et des lamentations.

Je vois une autre cause d'ébranlement nerveux, chez les personnes sensibles, dans la coutume populaire de la « salva ».

Le bas peuple s'amuse, en guise de réjouissance, à faire éclater de longues rangées de pétards alignés sur les trottoirs et allumés à l'aide d'une traînée de poudre. Ces explosions, aussi violentes qu'un coup de fusil et répétées ne contribuent pas peu à façonner l'état nerveux des habitants.

De même les cloches sonnent très fréquemment à l'occasion des fêtes et des enterrements. Les sons lugubres ont alors un effet terrifiant sur certaines personnes qui accusent une sensation d'angoisse intense et de dépression morale.

Inutile d'insister sur l'effet désastreux que produisent ces cloches sur le moral des grands malades. Des idées lugubres s'emparent de leurs cerveaux, peut-être songent-ils « au jour prochain » où ce sera leur tour...

C'est ainsi que tremblements de terre, « salvas » et sonneries de cloches concourent à aggraver l'état psychique des névropathes.

Heureusement, ces deux dernières causes disparaissent peu à peu, à mesure que le bas peuple, la classe qui tient le plus à ces manifestations bruyantes, se laisse persuader du mal involontaire qu'il cause ainsi aux siens.

La « nevada » agit et sur les intellectuels, et sur les campagnards ; elle se voit dans toutes les classes sociales, mais avec une prédilection marquée pour les « cérébraux ».

L'âge n'est pas plus respecté que les

classes sociales, car on l'observe à quatre-vingts ans et plus, de même que chez les nourrissons ; néanmoins, il y a une certaine prédisposition pour l'époque de la puberté dans les deux sexes : chez la femme, c'est au moment des règles que l'on constate le maximum d'effet ; mais ce n'est pas une règle absolue, car j'ai observé cet effet pendant la grossesse et parfois après le retour d'âge.

L'entrée dans la ménopause est fréquemment marquée par l'hyperexcitabilité nerveuse en face de la *nevada* et cette hyperexcitabilité est plus intense encore dans la ménopause des vierges.

La femme, en général, est un terrain plus favorable que l'homme à l'action de la *nevada* en raison de son névraxe plus fragile.

Description.

Il est assez difficile de faire une description typique de cette névrose, car le système nerveux de chaque individu réagit à sa manière aux excitations extérieures.

Elle revêt, tantôt une forme optimiste, tantôt une forme mélancolique, tantôt c'est une manie qui apparaît avec la « nevada ». Cette manie consiste le plus souvent en une suggestion douloureuse, en une phobie de maladie, tantôt c'est un simple malaise.

Les jours de « nevada », certains individus se réveillent avec une sensation de lourdeur générale, d'inaptitude au travail ; ils sortent du lit par la force du devoir tout comme les neurasthéniques ou les surmenés. D'autres, au contraire, ne ressentent rien ou peu de chose au moment de se lever et ce n'est que quelques heures plus tard qu'ils commencent à subir les effets de la « nevada ». Le caractère est le plus fréquemment atteint. L'individu est en proie à la colère à la moindre des excitations : son visage le fait deviner et les sujets qui, à l'ordinaire le laisseraient indifférent, le préoccupent beaucoup. Ses réponses sont dures, son langage sec et laconique. Deux malades atteints de la forme impulsive de la « nevada » se prennent de querelle pour un rien, alors que sans la « nevada », ils sont les meilleurs amis du monde.

D'autres sont la proie des idées noires ; tout leur semble contraire ; ils voient tout ce qui se passe autour d'eux, sous un jour sombre ; ils caressent le souvenir des morts de la famille, de leurs propres malheurs et des malheurs d'autrui ; ils pleurent ou songent même au suicide.

Dans d'autres cas, c'est l'idée de tendresse infinie qui leur vient à l'esprit; alors on voit les manifestations de fraternité et de sollicitude à l'égard des amis et même de personnes inconnues; si c'est un poète ou un musicien qui réagit ainsi, on le voit composer ses vers avec une rapidité inaccoutumée ou jouer un morceau de musique avec toutes les nuances d'un sentiment exquis. On dit alors par une expression qui est devenue courante: « Il est dans son jour. »

D'autres ressentent des douleurs, parfois si intenses, qu'ils sont forcés de garder le lit. Dans ce cadre on peut faire rentrer la pathologie entière avec toutes ses multiples sensations: douleurs, ardeurs, cuissons, démangeaisons, sursauts, bourdonnements d'oreilles, les sensations les plus extraordinaires dans un ou plusieurs organes et qui, parfois, guérissent également par les moyens les plus bizarres.

J'avais toute une catégorie de malades que j'attendais d'avance dans mon cabinet de consultation, car je savais que c'était jour de « nevada », et qu'ils viendraient me demander un soulagement.

Toutes les maladies, en général, sont aggravées, ce jour-là, par le contre-coup que leur donne le système nerveux affolé souvent pour une bagatelle; et si la maladie n'est pas aggravée en elle-même, tout au moins le malade n'en a pas moins des symptômes très pénibles que le médecin doit s'efforcer d'amender.

Il y a des personnes — et celles-là sont les plus heureuses — qui réagissent à la « nevada » dans un sens tout opposé, c'est-à-dire par la gaîté; par l'idée du bonheur, le besoin de faire une promenade, de danser, etc... Ces malades saisissent toute la joie de la vie là où les autres trouvent l'ennui et le désespoir.

Il existe d'autres personnes qui vous disent que la « nevada » ne leur fait rien. Il y en a, c'est bien certain, mais ce sont les moins nombreuses.

Leurs réactions sont minimes, dans un sens ou dans l'autre, et elles conservent le pouvoir de les dissimuler, avec d'autant plus de soin, qu'il existe une croyance erronée dans le public, d'après laquelle les névropathes seraient des « enfants gâtés » et non pas des malades.

La « nevada » chez les enfants.

Les effets de la « nevada » sur le système nerveux pour certaines personnes, comme je le disais tout à l'heure, ont été regardés comme une simple mystification :

1° par les médecins de passage qui n'ont pas eu le temps d'étudier la question et qui l'ont tournée en ridicule ;

2° Par l'entourage des sujets qui réagissent d'une manière intensive et constante à l'action de la « nevada ».

On a dit que cette maladie n'était que le produit d'une auto-suggestion ayant source dans la tradition et dans les racontars populaires, mais les enfants en bas âge et même les nourrissons, peuvent-ils avoir de ces suggestions, alors que leurs petits cerveaux ne sont encore capables de réagir que par des réflexes presque automatiques ?

C'est ce que j'ai étudié de très près, et avec le plus grand soin, chez des enfants de la classe intellectuelle.

Un jour de « nevada », l'enfant prédisposé a ses réflexes plus ou moins exaltés, tout comme l'adulte. Le petit ne sait pas parler, ne sait pas se plaindre, mais il pleure plus fréquemment que d'habitude, il est inquiet, il a, pendant son sommeil, des cauchemars, manifestés par de petits cris et des mouvements convulsifs ; il se réveille facilement, sursaute au moindre bruit (cri, passage d'un tramway ou même si on l'appelle par son nom un peu brusquement). Le lendemain ou le soir même, tout rentre dans l'ordre, sans que l'on puisse constater ni toux, ni diarrhée, ni aucune autre chose que l'action de la « nevada ».

C'est après la constatation de ces faits chez les enfants que j'ai entrepris une observation des plus soignées chez les adultes pour éclairer ce côté particulier de la physionomie d'Arequipa.

Influence de l'hérédité.

Cette action excitante ou dépressive de la « nevada » sur le système nerveux, fréquemment réitérée, finit, par l'action du temps et des générations, par modeler d'une façon toute particulière l'appareil cérébro-médullaire et par créer une proportion de névropathes qui le sont dès leur naissance, lorsqu'ils ne peuvent compter comme cause de la névropathie que l'hérédité pure et simple.

Si l'on ne cherche pas à donner une éducation basée sur l'activité physique contre le surmenage intellectuel, si on ne les soustrait pas à ce milieu névropathogène, ils deviendront des êtres malheureux et plus tard, peut-être, des aliénés.

Produits sociaux de la « nevada ».

Bien entendu, la « nevada » n'est pas capable, à elle seule, de faire un névropathe, mais elle est une des causes de la névropathie, et des plus importantes, car on verra à Arequipa des faits de névropathie qui n'ont été observés dans aucune autre ville de l'Amérique, d'égale importance sociale et qui s'expliquent très bien par cette action névropathogène réitérée de la *nevada*.

Par le fait même de ces excitations répétées du système nerveux dans la vie des individus, l'intellect ne se développe pas sans admettre toujours une certaine quantité d'éléments passionnels.

Ces petits coups de fouet de la passion nuisent au calme de l'intelligence et font prédominer le sentiment dans les actes conscients.

L'Arequipéen de talent est vraiment remarquable si on le change de milieu ; mais s'il reste dans sa ville, il est fatalement condamné à voir un jour ou l'autre, dans ses actes, le sentiment prédominer, quoi qu'il fasse pour rester dans le chemin de la raison. Telle est la néfaste influence du climat. Elle peut le conduire au fanatisme.

L'activité intellectuelle d'un Arequipéen peut être schématiquement représentée par un tracé qui sera ascendant, droit ou descendant, selon que ses aptitudes soient évolutives, normales ou involutives, mais dans ce tracé il y aura toujours des lignes brisées qui correspondront aux coups de fouets climatériques dont j'ai déjà parlé :

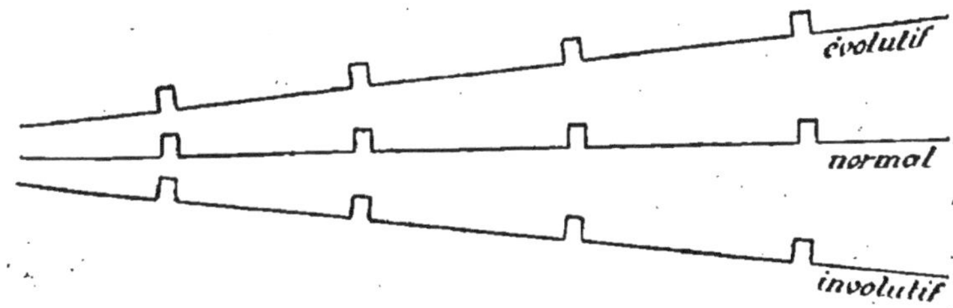

Les sursauts correspondent aux excitations nerveuses des « nevadas ».

Lorsqu'un Arequipéen exerce son activité dans un autre milieu que celui d'Arequipa le schéma varie de direction et prend cet autre aspect :

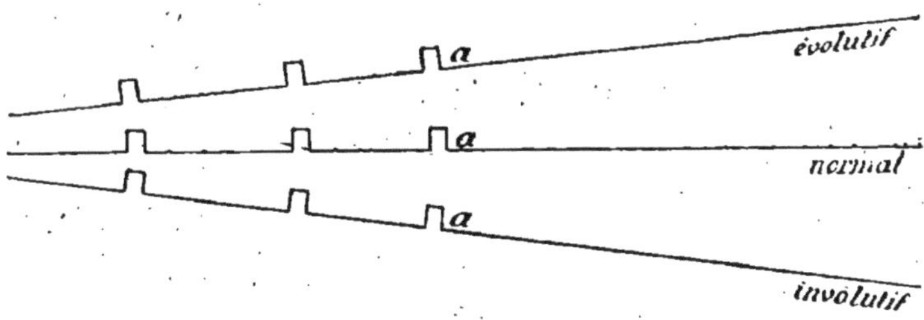

On ne voit plus ces secousses à partir du point A, qui correspond au moment où il quitte la ville. Il va sans dire que nous ne tenons pas compte de toutes les réactions morales qui dérivent des circonstances passionnelles rencontrées dans la vie et qui peuvent porter sur n'importe quel individu en dehors de toute influence climatérique.

Lorsque l'Arequipéen retourne chez lui, après un séjour plus ou moins long hors de sa ville natale, il s'écoule un certain temps entre son arrivée et l'apparition des phénomènes de la «nevada». On dirait que son système nerveux est devenu moins accessible à cette action climatérique. Il en est de même pour les étrangers qui arrivent pour la première fois dans cette région du Pérou.

Alors le tracé prend l'aspect suivant :

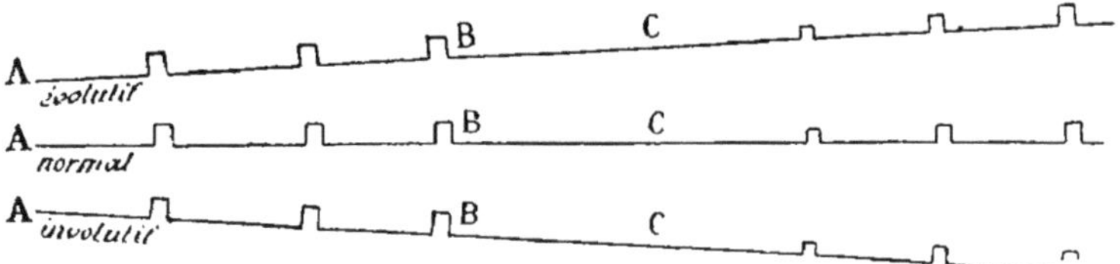

De A à B, c'est le séjour accidenté de la vie à Arequipa ; de B à C c'est l'activité dans un autre pays ; à partir de C c'est le retour à Arequipa ; l'individu, calme dans les premiers temps, présente, petit à petit, à une époque qui varie avec chaque unité cérébrale, une réaction à la « nevada » de plus en plus accentuée, jusqu'à ce qu'elle eût atteint une limite ou plutôt une moyenne autour de laquelle se fait cette réaction. Donc, ce peuple est le peuple des enthousiasmes et parfois des fanatismes.

C'est le peuple du Pérou qui a toujours été à la tête des revendications nationales par la propagande et par le fait.

Il fournit la plus grande proportion d'intellectuels d'action et de valeur.

L'enthousiasme se propage chez lui avec une grande facilité, comme s'il s'agissait d'une contagion électrique. On en eut un exemple en 1895, lorsque le Pérou fit un effort énergique, pour sortir du marasme où il était plongé depuis la guerre avec le Chili et qui, soit dit en passant, l'a mené vers un progrès certain. Dans le combat où les fusils manquaient au peuple qui se battait contre l'armée, les citoyens payaient une ou deux piastres, au coin d'une rue, pour louer une arme et se donner le plaisir de « tirer un coup de fusil » ou « faire un coup de feu » pour le bien de la patrie, bien qu'en exposant leur propre vie.

Dans les arts, dans la science, dans l'industrie, partout enfin, on rencontre des individualités actives qui frappent par leurs productions. Elles ont d'autant plus de mérite qu'elles agissent dans un milieu restreint d'évolution et de perfectionnement où, pour certaines branches de l'intelligence, il n'y a d'autre école que la propre inspiration personnelle.

Quelques exemples, pris au hasard, donneront une idée, bien que légère, de la productibilité intellectuelle du pays.

Un individu qui a reçu une éducation médiocre, conçoit l'idée d'un appareil pour la mise au point des canons. Ce procédé est accepté et breveté, en Europe, par la première maison productive de ces engins de guerre.

Un autre embrasse les idées révolutionnaires les plus hardies, les propage par la presse et par la parole à la manière des révolutionnaires français qui prirent la Bastille. Avec sa propagande, il ne fait que semer le chemin de sa vie d'épines, d'obstacles, de prisons, de misères, sachant pourtant qu'en appliquant son intelligence à d'autres choses qu'à la révolution, il aurait un brillant et très facile avenir. Non, son cerveau est constitué ainsi; il a l'hérédité, l'éducation et l'influence nerveuse du climat et il renonce à tout ; il marche au calvaire qu'il s'est donné pour but volontairement. Un autre renonce à la société, à sa famille, à sa fortune, à tout ce qui lui souriait dans une vie de bonheur, pour se rendre à la pratique de ses idées religieuses nouvelles, à la fois réactionnaires et révolutionnaires et ce n'est point par un vain désir de notoriété ou par mercantilisme, comme il arrive tous les jours dans les grands pays, non ; il a la conviction profonde de posséder la vérité et croit de son devoir de la donner aux autres par son exemple.

Un autre cas de névropathie, héroïque et sublime, nous a été fourni par le colonel Bolognesi pendant la guerre avec le Chili. Entouré par un ennemi dix fois supérieur en nombre, et n'ayant comme refuge qu'un précipice sur la mer, on lui donne à choisir entre la capitulation, avec les honneurs de la guerre ou la mort. Il répond à l'ennemi qu'il préfère la mort et la trouve après un combat acharné, dont la férocité fut telle qu'on en aura une idée en songeant que les Chiliens faisaient le « repaso » (1) du champ de bataille pour ne pas laisser de blessés vivants.

1. Le « repaso » consistait à parcourir le champ après la bataille et faire le coup de feu sur tout individu trouvé par terre, mort ou blessé.

L'action de cet Arequipéen suffisait, à elle seule, à sauvegarder l'honneur de la nation vaincue.

Je ne veux plus multiplier les exemples, qui seraient fort nombreux, de ces grands névropathes capables des plus grands biens ou des plus grands maux selon leurs idées et leurs moyens d'action.

Pourquoi dans les autres villes du Pérou, dans les pays de l'Amérique latine, ne rencontre-t-on pas de cas pathologiques semblables et en aussi grand nombre, bien que la vie sociale, en général, présente à peu près les mêmes caractères ? Parce qu'il faut tenir compte de cette action climatérique spéciale d'Arequipa.

Art et climat.

Étant donné cette action excitatrice du climat, il n'est pas étonnant de lui voir exercer une influence réelle sur les qualités artistiques des individus. C'est Arequipa qui donne la plus forte proportion de musiciens, peintres, sculpteurs et poètes. Quelques-uns parviennent à conquérir une juste renommée, surtout ceux que nous empruntent les nations voisines, leurs centres littéraires et leurs conservatoires. Ceux qui restent malgré tout leur talent

« traînent » péniblement leur vie dans un milieu restreint.

Leurs compositions sont presque exclusivement sentimentales ; ils donnent à leur interprétation la liberté la plus absolue, celle du caprice personnel.

Le peuple a, lui aussi, sa musique particulière, le *yaravi*, dont les notes tristes évoquent presque toujours les tristesses d'amour, mettant en relief ce débordement de sentiments créés dans le cerveau des Arequipéens.

Pour ses sentiments passionnels et pour ses qualités artistiques, on pourrait dire d'un Arequipéen qu'il est « fils d'une mère andalouse et d'un père napolitain. »

Criminalité et climat.

Étant donné que le climat d'Arequipa est essentiellement neuropathogène, on pourrait croire, *à priori*, qu'à cette surexcitation des passions correspondrait une grande criminalité ! Il n'en est rien. Les crimes sont rares et lorsqu'il s'agit d'un meurtre, c'est, en général, un étranger au pays qui l'a commis.

Les réactions violentes pour la propagande des idées ou la défense des droits et des lois, s'apaisent lorsqu'il s'agit du meurtre ou du vol. Est-ce parce que la lutte pour la vie est trop facile ? Est-ce parce que ce peuple, par le fait même qu'il est sentimental et artistique, répugne à la brutalité du crime ? Est-ce parce que l'alcoolisme ne l'a pas encore envahi ? Est-ce parce qu'il est religieux et que par la crainte sincère d'un être surnaturel qui le regarde, arrête son bras et son poignard ?

Toutes ces causes réunies peuvent avoir leur part dans la faible proportion des crimes à Arequipa, ce paradoxe, au point de vue purement climatérique.

Traitement des névropathies.

S'il est possible d'humidifier l'air, il n'y a pas encore de moyen pratique de le « désélectriser ».

La question du traitement devient difficile pour le praticien. Comme il s'agit surtout de manifestations psychiques nous devons envisager et le traitement préventif et le traitement curatif.

A. — *Traitement préventif.*

Dans une famille dont le père et la mère sont fortement névropathes, on est autorisé à penser que les enfants le seront à leur tour, c'est donc dès les premières années de leur existence que l'on doit mettre en action l'éducation de la volonté et l'exercice physique, de préférence aux travaux intellectuels. Dès l'école on doit leur apprendre à dominer leurs passions, et l'on doit apporter le plus grand soin dans le choix de leur carrière, n'en élire jamais une qui, surmenant le cerveau, n'en puisse rendre l'homme malheureux ou fou, sa vie durant. En un mot, c'est le traitement prophylactique des névropathies en général.

B. — *Traitement curatif.*

Le premier devoir du médecin qui veut exercer dans un climat névropathogène, comme Arequipa, c'est de remplir son rôle avec la plus grande dignité, de maintenir, par son attitude, une supériorité morale réelle, afin d'exercer une influence psychique sur les souffrances nerveuses, parties intégrantes de toutes les maladies.

Le névropathe est capricieux dans ses désirs et dans ses besoins, mais il exige toujours du médecin qu'il écoute et prête une attention très sérieuse à tous les symptômes qu'il énumère, même aux plus insignifiants. Il lui confie les souffrances de son corps et les peines de son âme, il croit et doit rencontrer, dans le médecin, cet être supérieur qui le soulagera de ses maladies et qui lui donnera un conseil amical, capable de réconforter son courage affaibli.

Si par un geste, si par une inattention ou une maladresse quelconque, le malade se voit supérieur au médecin, alors il est inutile de continuer le traitement ; le patient n'y croira plus ; il ne recevra plus l'influence suggestive qui l'aurait sauvé.

Le médecin doit se faire la victime de son devoir, sacrifier jeunesse, gaieté, plaisirs, pour conserver la place où l'a élevé la confiance du malade.

En présence d'un malade, il doit acquérir, d'un coup d'œil, l'impression de son état moral et deviner, pour ainsi dire, ce qu'il attend de lui.

Les jours de « nevada » intense, je connaissais plus ou moins les personnes de ma clientèle qui auraient à en subir les conséquences.

En cherchant avec soin la forme dans laquelle agissait la « nevada » je prescrivais le traitement approprié à cette action différente pour chaque individu et qu'on n'arrivait à connaître qu'après un soigneux interrogatoire.

Soient deux individus en proie à la forme déprimante de la « nevada », l'un sera guéri par un travail actif et l'autre par une heure de sommeil. Pourquoi ? On n'est pas encore fixé sur ce point.

La neurasthénie et l'hystérie prennent parfois des formes extrêmement graves et rebelles au traitement.

Je me rappelle, chez un sujet de 20 ans, être arrivé à la dose énorme de 45 grammes de bromure de potassium par jour, sans compter les doses ordinaires de belladone, jusquiame et morphine, et les bains chauds répétés pour améliorer une forme impulsive dangereuse.

Pour prévenir les effets parfois fâcheux des « nevadas » si le malade a découvert lui-même le médicament qui le soulage le mieux ; il faut le lui prescrire, surtout s'il s'agit d'un moyen physique ou suggestif, dont la répétition, même pendant la vie tout entière, ne serait pas nuisible.

On peut encore faire prendre, au moment où commence l'influence nerveuse, une première dose de 50 centigrammes de bromure de potassium ou de sodium, renouvelée toutes les demi-heures jusqu'à soulagement complet.

On obtient de très bons résultats et les

sensations pénibles disparaissent par ces deux moyens : bromure et suggestion.

On prescrira toujours un régime hygiénique assez sévère pour combattre le surmenage intellectuel ; on augmentera l'activité physique par la vie au grand air, l'hydrothérapie et toutes sortes de sports, en évitant, toutefois, l'essoufflement et la fatigue dans ce pays d'altitude.

Le meilleur mode de guérison, c'est encore le séjour aux bains de mer ; l'amélioration est parfois même instantanée ; elle se manifeste dès la descente du train, dans la gare.

IV

ALTITUDE, HÉMORRAGIES ET MÉDICATION VASO-DILATATRICE

L'hémoptysie comme symptôme de tuberculose perd un peu de sa valeur. Congestion intense des muqueuses par suite de l'altitude dans les affections catarrhales de l'arbre respiratoire. Hémoptysie matinale non tuberculeuse et varices de la base de la langue. Hémorragies supplémentaires. Ménagements à prendre dans l'administration des médicaments vaso-dilatateurs.

Arequipa dont le climat sec aux changements brusques de température est propice aux catarrhes, imprime encore à ces affections, une forme hémorragipare par son altitude (7.720 pieds au-dessus du niveau de la mer). En effet, les vaisseaux sanguins naso-pharyngo-laryngiens sont rapidement dilatés dans les catarrhes si légers qu'ils soient et provoquent des épistaxis et des hémoptysies fréquentes.

L'hémoptysie, comme symptôme de tuberculose pulmonaire, perd donc un peu de sa valeur pathognomonique. Il ne faut pas se hâter de poser le diagnostic de tuberculose en présence d'un crachat teinté de sang, avec une toux légère.

En effet, en éliminant le sang qui peut prévenir des gencives ou du nez par l'arrière-gorge, j'ai souvent constaté cette expectoration sanglante des angines et bronchites banales, très fréquemment dans les pneumonies mais surtout au cours des affections chroniques du pharynx et du larynx où elle se manifeste avec une persistance et une ténacité rares.

Ces hémorragies sont dues à la formation de vaisseaux variqueux très superficiels et assez fragiles pour saigner lors d'un effort violent, d'une quinte de toux ou même d'un éternuement.

Il m'a paru que le lieu d'élection de ces varices était la base de la langue et surtout l'amygdale linguale.

Il y a des malades qui, au moment de se réveiller le matin, ou bien leur salive est teintée de rose, ou bien il survient un peu de sang pur à l'occasion des efforts faits pour arracher un crachat muqueux qui adhère. Il faut toujours, dans ces cas-là, examiner attentivement la gorge de ces malades et chercher une varice si aucune autre lésion n'explique suffisamment la petite hémorragie quotidienne qui finit par effrayer le malade et le plonger dans un état profond de neurasthénie. Il suffit de détruire ces petites varices au galvanocautère.

En ce qui concerne les autres maladies, le climat d'Arequipa ne diffère en rien des climats d'altitude, en général, et les hémorragies fréquentes que l'on observe chez les malades du foie sont en rapport avec la fréquence même de ces maladies dans la ville péruvienne.

Un mot seulement pour rappeler aussi la fréquence des hémoptysies ou des épistaxis supplémentaires au moment des règles chez les femmes anémiées ou chez celles qui ont une ouverture très petite du col utérin ; le sang trouve souvent un passage plus facile dans les muqueuses respiratoires par le fait de l'altitude et des lésions du catarrhe climatérique.

L'administration des médicaments vaso-dilatateurs doit toujours s'accompagner de certaines précautions ayant égard à la susceptibilité individuelle, car les cas ne sont pas rares où l'on a vu se produire des hémorragies externes ou internes, parfois graves, par l'usage de ces médicaments.

Les phénomènes d'iodisme se manifestent parfois aussi d'une façon *précoce* et *intense*.

C'est une bonne habitude de marquer dans le carnet du malade, lorsqu'il a besoin d'ingérer des vaso-dilatateurs, la dose à laquelle commence l'intolérance; cette dose-étalon servira alors comme point de repère pour toutes les prescriptions ultérieures concernant le dit malade.

V

HYDROTHÉRAPIE ET CLIMAT

Climat sec, évaporation rapide de l'eau et ses inconvénients pour la santé. Soins spéciaux pour l'hydrothérapie privée et publique. L'hydrothérapie chez les fébricitants et chez les typhiques. Avantages des enveloppements humides sur la baignoire.

L'eau s'évapore plus rapidement dans une atmosphère sèche que dans une atmosphère humide et d'autant plus rapidement que la surface d'évaporation est plus large et que l'atmosphère se renouvelle plus souvent.

Le climat d'Arequipa, avec sa sécheresse habituelle, ses changements brusques de température et ses courants atmosphériques, présente donc les conditions les plus propices à l'évaporation rapide de l'eau. Cela a son importance au point de vue sanitaire.

En effet, quand on mouille la surface de la peau, l'évaporation produite d'après les lois physiques est beaucoup plus rapide à Arequipa qu'elle ne serait à Mollendo, par exemple, qui est port de mer; cette rapidité d'évaporation entraîne une plus forte, plus brusque perte de calorique (d'après une autre loi physique) et cette perte de calorique est mentionnée parmi les causes prédisposantes des maladies catarrhales et autres.

Les bains pris sans précautions dans une atmosphère humide donnent une certaine proportion de maladies, tandis que ceux qui se prennent dans un air très sec en fournissent encore une plus élevée. C'est justement ce dernier cas qui se produit ordinairement à Arequipa.

En plus de la sécheresse, il faut tenir compte aussi, dans la ville péruvienne, de la température du milieu ambiant qui, nous l'avons dit, présentait de fortes oscillations pouvant être un jour de 18° au moment du bain et de 8° le lendemain à la même heure, ce qui peut avoir une action nuisible sur la santé.

Il y a donc, sous un tel climat, des règles à suivre concernant la durée du bain et les exercices de réaction posthydrothérapique.

Je traiterai, en quelques mots, ce point très intéressant, n'ayant pas l'intention d'écrire un volume, mais un opuscule d'idées générales.

La toilette matinale partiel ou totale doit toujours être faite dans un cabinet protégé soigneusement contre les courants d'air, où l'on ait fait bouillir au préalable, pendant cinq minutes, de l'eau sur un réchaud à alcool ou à gaz. Cette précaution diminue les chances de refroidissement trop brusque du corps par l'évaporation rapide de l'eau qui l'imprègne.

Pour les établissements de bains publics, surtout pour les établissements d'hydrothérapie médicale, il est indispensable d'avoir une salle d'exercices physiques dont l'atmosphère soit intermédiaire entre l'humidité et la chaleur ambiante des chambres de bain et l'air extérieur.

Enfin, pour la balnéation des malades fébriles alités, je me suis mieux trouvé des enveloppements au drap que de la baignoire.

Je fais disposer deux lits côte à côte et

je fais transporter le malade d'un drap humide à l'autre. On l'enveloppe rapidement de ce drap et on le recouvre avec des couvertures de laine en nombre suffisant pour obtenir une évaporation lente et progressive du liquide.

L'enveloppement humide présente sur les bains, dans un pays très sec et à température variable comme Arequipa, les avantages suivants :

1° Il est plus facilement accepté par les familles qui craignent les maladies par refroidissement et surtout les traditionnelles pneumonies.

2° Il est d'une application très facile.

3° Sa température est plus facilement réglable si l'on n'a pas une installation spéciale d'eau chaude.

4° L'évaporation du liquide sous les couvertures, est moins brusque et la sensation moins pénible que lorsque le malade quitte la baignoire pour recevoir ses draps.

5° On peut le renouveler plus fréquemment et par conséquent maintenir le malade plus constamment autour d'une température donnée.

Comme règle générale d'hygiène pour les individus en bonne santé, il faut encore songer à aguerrir la peau contre les changements de température par l'usage de la laine et par une hydrothérapie soigneusement comprise avec les précautions nécessaires dans ce climat où l'on ne peut suivre aveuglément les règles générales sous peine de les voir aboutir à l'échec.

VI

CLIMAT ET CHIRURGIE

Réglage de la température et du degré hygrométrique pendant les opérations chirurgicales. Désinfection, refroidissement et maladies post-opératoires. Pour mieux désinfecter un malade on le refroidit trop surtout avec des liquides volatiles comme l'alcool et l'éther. Beaucoup de bronchopneumonies post-opératoires sont dues à ce refroidissement de désinfection.

Il existe aussi un rapport certain entre le climat et les opérations chirurgicales qui peut avoir son influence, surtout lorsqu'il faut opérer chez des malades qui ne veulent pas être transportés dans une maison de santé ou dans un hôpital.

Donc, il faut ne pas oublier certains détails pour l'aménagement provisoire d'une salle d'opération chez le malade lui-même au point de vue climatérique.

Dans le climat sec et variable d'Arequipa il faut, pendant la durée de l'opération, que la température de la chambre soit à peu près constante entre 18° à 20°, et que l'atmosphère renferme une quantité de vapeur d'eau supérieure à la normale, on l'obtiendra par la simple ébullition de l'eau pendant au moins un quart d'heure. Le bouilleur à instruments peut suffire à cet usage.

Je veux insister sur un point un peu négligé et qui me paraît avoir une grosse importance surtout à Arequipa où les phlegmasies aiguës de l'appareil respiratoire sont redoutables d'intensité.

Quelques malades succombent, non pas aux suites opératoires, mais aux pneumonies et broncho-pneumonies post-chirurgicales.

Comme cause de ces pneumonies, on cite le décubitus dorsal et les phénomènes d'hypostase, l'action des anesthésiques sur les muqueuses respiratoires, la pénétration dans ces voies de produits septiques, mais on ne mentionne pas assez la cause qui est de beaucoup la plus fréquente, la plus naturelle : le refroidissement.

Depuis l'avènement de l'ère aseptique, la mortalité chirurgicale a beaucoup diminué au point de vue opératoire, mais s'est augmentée au point de vue des complications respiratoires et même rénales (albuminurie).

A quoi est-ce dû ? Dans une opération, surtout dans une opération abdominale, on place le malade presque toujours préalablement anesthésié sur la table d'opérations, laquelle n'est pas toujours trouée pour permettre l'écoulement rapide des liquides ; ensuite, la désinfection commence ou s'achève par un savonnage à l'eau et un arrosage immodéré d'alcool et d'éther qui nettoie à merveille la surface opératoire mais qui va mouiller les draps du malade et la partie de celui-ci qui est en contact avec la table d'opérations. Il reste mouillé à l'eau pendant toute la durée de l'opération ; de leur côté, l'alcool et l'éther très volatiles s'évaporent en emportant brusquement de la peau du malade un grand nombre de calories, c'est-à-dire qu'on crée pour l'opéré toutes les conditions d'un refroidissement propice à l'envahissement du pneumocoque ou autres parasites dans son appareil respiratoire.

Donc, il faut toujours employer une table

d'opérations fénêtrée et bien avoir soin de sécher le malade après sa toilette aseptique. Je crois qu'en prenant ces précautions, on verra tout au moins diminuer les cas de mort par complications broncho-pulmonaire et autres, consécutives au *refroidissement opératoire.*

Le climat favorise la chirurgie dans les guérisons des plaies en permettant une rapide évaporation des exsudats, il empêche également les liquides de stagner entre les lèvres des plaies suturées et supprime ainsi les milieux de culture. La réunion par première intention en est favorisée.

J'ai fini, en quelques grandes lignes, les observations que j'ai pu faire sur la physionomie ou la proportionnalité de certaines maladies sous l'influence du climat, j'ajouterai encore deux chapitres qui, quoique n'ayant aucun rapport avec le climat, ne sont pas moins intéressants à connaître, car ils montrent par des faits nettement observés l'influence que peut exercer la nature de l'eau potable ou l'alimentation particulière du pays sur les caractères de certaines entités pathologiques.

VII

ALIMENTATION ET MALADIES DU FOIE

L'emploi courant du « physalis » dans la nourriture transforme la physionomie hépatique d'un pays tempéré en pays chaud. La « chicha » ou boisson fermentée du maïs très populaire dans le pays atténue en quelque sorte les effets nuisibles du piment.

Un fait très connu par tous les médecins qui exercent à Arequipa, c'est le grand nombre de malades du foie qu'ils ont à traiter (hépatites aiguës ou chroniques, abcès du foie, angio-cholites, cholé-cystites, lithiase, cirrhoses, etc...)

Les maladies du foie sont l'apanage des pays chauds et pourtant Arequipa n'en est pas un, car on voit très rarement monter sa température à 30° pendant l'été.

Quelle cause agit sur les habitants d'Arequipa pour en faire des hépatiques en plus grand nombre que dans les autres climats tempérés?

Il faut remarquer que les dysenteries et les hépatites ont diminué dans une notable mesure depuis qu'on a fourni à la ville l'eau de Yumina, mais la proportion est encore assez élevée pour mériter une étude.

Un de ceux qui a le mieux envisagé la question, c'est le Dr J. Hunter (1) de même que le Dr D. Barrios qui a inventé un instrument pour opérer les abcès hépatiques, tant ils sont fréquents.

Les gens du peuple mangent presque tous leurs aliments assaisonnés d'une forte proportion de piment (physalis), (plusieurs variétés appelées dans le pays: rocoto, ajiverde, amarillo ó colorado, cirucho, etc.) si forte qu'ils ont une sensation de brûlure intense dans la bouche. Ils sont forcés de la calmer en buvant de la « chicha » (boisson très peu alcoolisée et provenant de la fermentation du maïs après trois jours d'ébullition dans l'eau).

Ce piment, à dose modérée, est un excitant des fonctions gastro-intestinales, mais dans la mesure où on l'absorbe parfois, il

1. Hunter. *Médical Journal*. Londres.

devient irritant et favorise la culture intra-intestinale des microbes des diverses gastro-entérites et entéro-colites.

Mais l'organe qui est le plus atteint c'est le foie qui devient un *locus minoris resistentiæ* pour toutes les maladies à porte d'entrée gastro-intestinale.

Toutes les causes banales de maladies du foie qui sont normalement évitées par la défense organique des individus qui s'abstiennent d'excitants, font au contraire éclore ces maladies dans les foies irrités et surmenés des mangeurs de piment.

C'est pour cela que le plus grand nombre des hépatiques, à Arequipa, se trouve parmi les gens du peuple.

On rencontre parfois des idées bizarres dont on ne saisit pas l'origine. Parmi ce peuple, il existe la croyance que la variété de piment appelée *rocoto*, guérit les maladies du foie et c'est par cette croyance que j'ai vu venir me consulter des malheureux qui étaient arrivés rapidement à l'abcès du foie, parce qu'ils avaient cru guérir leur hépatite en ingérant du « rocoto », ce fruit même qui avait aidé à déterminer leur maladie.

Il est curieux de voir qu'en même temps qu'un peuple acquiert des habitudes nuisibles à sa santé, il trouve même, sans aucun effort intellectuel, le moyen de les combattre ou tout au moins de les atténuer. L'ouvrier ou le campagnard d'Arequipa qui ingère presque un caustique, boit tout de suite après de grandes quantités de *chicha*, boisson hygiénique, beaucoup moins alcoolisée que la bière, alimentaire, diurétique, aseptique au point de vue pathologique, qui dilue le piment dans l'organisme et le rend moins dangereux.

C'est le même fait qui s'observe dans le peuple de New-York qui, pour parer aux ravages digestifs de son « déjeuner rapide », passe des heures à mastiquer le « pepsin goom ». En résumé, *l'habitude qu'il existe à Arequipa dans le peuple de manger avec beaucoup de piment est nuisible à l'appareil digestif et particulièrement au foie, fournissant une proportion de malades de cet appareil aussi élevée que celle qu'on rencontre seulement dans les pays chauds; par contre l'emploi de la « chicha » comme boisson atténue, dans une certaine mesure, cette nocivité.*

VIII

EAU POTABLE ET MALADIES

Dyspepsie hypochlorhydrique et abondance de sels calcaires dans l'eau d'alimentation de la ville.

Sans entrer dans une étude approfondie des eaux potables, j'étudierai le rapport qui existe entre certaines maladies et la quantité de sels contenus dans l'eau qui sert à l'alimentation d'une ville.

Lorsqu'on eut fourni à Arequipa l'eau potable de la belle source de Yumina, la mortalité par affections gastro-intestinales et par fièvre thyphoïde, s'abaissa d'une façon assez appréciable. Cette amélioration de la santé publique était redevable à l'amélioration de l'eau.

Mais à un moment donné on vit apparaître dans la ville de nombreux cas de dyspepsie hypochlorhydrique, en même temps que la proportion des dyspeptiques hyperchlorhydriques diminuait beaucoup, même par guérison spontanée, surtout dans la classe pauvre.

Frappé par ces faits cliniques et par les dépôts abondants de sels qui se faisaient dans mes appareils à stérilisation par la chaleur humide, je me mis à rechercher cette cause de dyspepsie dans la composition de l'eau.

En effet, le résidu d'évaporation et de calcination d'un litre d'eau, variait entre 1 gr. 325 et 0 gr. 580 et il était surtout composé de sels calcaires.

La moyenne normale ne doit pas surpasser la quantité de 0 gr. 500 par litre pour une eau potable.

Je me mis à administrer de l'acide chlorhydrique officinal à mes dyspeptiques, comme c'est la règle d'ailleurs, et j'obtins une rapide amélioration de leurs symptômes. Je le donnais encore à ceux qui commençaient à accuser des signes légers d'insuffisance gastrique et même aux personnes saines, au titre prophylactique et je n'eus qu'à me féliciter des résultats.

Comment s'installait-elle donc cette presque épidémie urbaine de dyspepsies hypoacides ?

Avec cette eau trop chargée de sels, on cuisait tous les aliments ; la proportion de sels par litre était naturellement augmentée par l'ébullition ; ces sels qui pénétraient dans l'estomac avec le thé, le café, le potage, etc..., s'emparaient d'une certaine quantité d'acides gastriques qu'elle neutralisait.

Cette neutralisation n'avait aucune conséquence pour les individus dans les premiers temps, mais à force de se répéter tous les jours, elle finissait par entraîner d'abord l'insuffisance acide pour produire ensuite des états hypopeptiques même très graves, comme j'ai eu l'occasion d'en traiter.

La digestion étant la clef de la nutrition générale et de la défense organique contre les maladies, on peut avoir une idée des ravages occasionnés par ces dyspepsies.

Les personnes que j'ai pu voir plus particulièrement atteintes, étaient les jeunes filles au moment de la puberté, lorsqu'elles ont cette secousse physique et morale qui prépare l'organisme féminin pour le rendre apte à la conception et à la maternité.

L'origine de ces dyspepsies a été confirmée, non seulement par l'analyse chimique, par les symptômes cliniques et par le traitement, mais aussi par l'inspection soigneuse de la conduite d'eau vers la ville. En effet, on trouva dans un tunnel creusé dans un terrain calcaire, une destruction des parois qui mettait à nu une partie de ce terrain où l'eau puisait les sels calcaires par intermittences et par quantités variables. De là aussi, ces résultats très changeants dans les analyses chimiques.

La source elle-même ne pouvant être incriminée, il suffisait de supprimer le contact de la conduite d'eau avec le terrain calcaire pour voir disparaître ces maladies digestives d'ordre purement chimique.

IX

CONSIDÉRATIONS GÉNÉRALES

Chaque malade réagit à sa manière à l'action des agents pathogènes et dans cette réaction il faut tenir compte de la physionomie imprimée par le milieu et sur l'agent qui attaque et sur l'individu qui se défend. Nécessité absolue pour le médecin de connaître la physio nomie pathologique de la localité dans laquelle il doit exercer son art.

D'après le sommaire exposé des faits que je viens de signaler il ressort une fois de plus la nécessité de ne pas suivre, en matière médicale, une règle de conduite inflexible et constante, mais de faire selon les pays, les climats et les tempéraments, de la médecine d'adaptation.

Non seulement il n'y a pas de maladies mais des malades, mais encore les localités choisissent, pour ainsi dire, telles ou telles entités pathologiques, et impriment un cachet réactionnel particulier aux individus.

En ce qui concerne Arequipa, nous avons les exemples les plus probants ; un climat sec à variations brusques de température qui engendre les maladies catarrhales ; un climat capricieusement électrisé qui névropathise les gens ; un climat d'altitude qui modifie les règles d'administration des médicaments vaso-dilatateurs, un climat enfin qui agit sur les conditions chirurgicales, les prescriptions hydrothérapiques, les indications des exercices physiques et des sports en général, etc...

Par contre, c'est un climat délicieux, au point de vue du soleil, de la clarté atmosphérique, des facilités d'application de l'héliothérapie. Les champs sont en perpétuelle verdure et les températures extrêmes, estivale et hivernale, des pays européens ne s'y constatent jamais.

Et non seulement le climat agit sur la physionomie médicale mais aussi sur l'alimentation qui donne à ce pays tempéré les maladies hépatiques des pays chauds et l'eau de la ville qui causa, à un moment donné, toute une série de maladies dyspeptiques et leurs dérivées.

La connaissance de tous ces faits permet seule au médecin de faire choix des moyens d'action les plus pratiques et les plus efficaces, tant pour la prophylaxie que pour le traitement des maladies qu'il a sous sa responsabilité.

Lorsqu'un médecin exerce hors de la localité où il a puisé ses connaissances — et cela est le cas le plus fréquent — il ne doit pas appliquer à l'aveuglette ces connaissances malgré leur classicisme ou leur efficacité manifeste sans avoir fait (à tous les points de vue, climatérique, social, etc.) une étude approfondie et complète de la localité dans laquelle il doit exercer.

Si, en ce qui concerne Arequipa, ces quelques lignes pouvaient servir aux spécialistes comme renseignements de médecine exotique et aux collègues qui me succèderont dans l'exercice de la médecine dans mon pays natal, comme une aide bienveillante dans leurs premiers pas, mon ambition serait satisfaite et au delà !

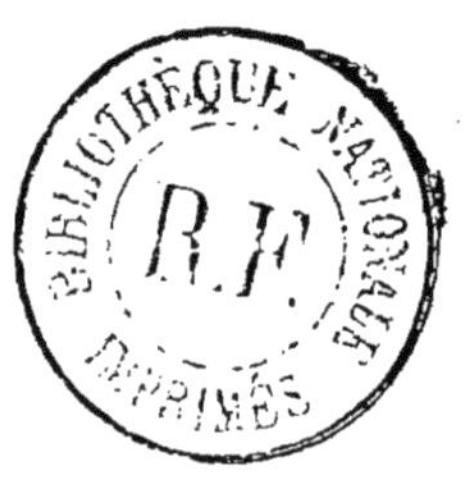

BIBLIOGRAPHIE

Dr Jorge Polar. — Arequipa.

Dr A. Lorena. — Crónica médica Lima.

Dr J.-D. Hunter. — British medical Journal.

Dr Corrales Diaz. — Thèse de Doctorat ès sciences. Lima.

V.-Marie Marchand. — Boletin Salesiano Arequipa.

— Boletin de la Sociedad géográfica Lima.

TABLE DES MATIÈRES

I. — Aperçu général.

II. — Climat et Maladies des Voies respiratoires.

V. — Hydrothérapie et Climat.

VI. — Climat et Chirurgie.

Mayenne, Imprimerie Ch. COLIN.

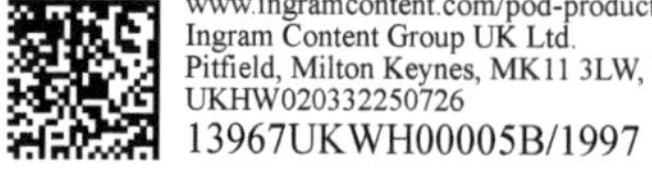
www.ingramcontent.com/pod-product-compliance
Ingram Content Group UK Ltd.
Pitfield, Milton Keynes, MK11 3LW, UK
UKHW020332250726
13967UKWH00005B/1997

9 782012 999190